AF233795

DE L'EMPLOI

DES

EAUX MÈRES

DE

SALINS DU JURA

EN CHIRURGIE ET EN MÉDECINE

PAR

LE DR F. GUYENOT

Ancien interne des Hôpitaux de Lyon,
Ancien Chef de Clinique médicale à l'Ecole de Médecine de Lyon,
Ancien Médecin des Hôpitaux de Lyon,
Membre honoraire de la Société des Sciences médicales de Lyon,
de la Société médico-chirurgicale des Hôpitaux,
Membre correspondant national de la Société d'Hydrologie de Paris,
de la Société d'Instruction primaire du Rhône, etc., etc.

A SALINS, DURANT LA SAISON

VICHY

IMPRIMERIE WALLON

—

1882

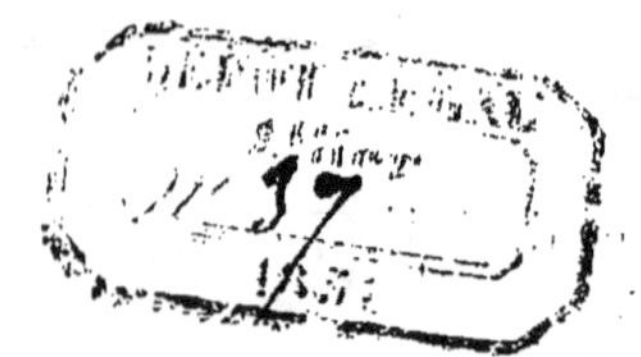

DE

L'EMPLOI DES EAUX MÈRES

DE

SALINS DU JURA

EN CHIRURGIE ET EN MÉDECINE.

(Lu à la société d'Hydrologie de Paris).

Messieurs,

Encouragé par la bienveillante sollicitation de notre éminent Président honoraire à vous faire part des heureux résultats de ma pratique, obtenus à Salins du Jura, par l'emploi des eaux mères, je viens aujourd'hui vous en retracer sommairement le tableau, en laissant de côté, à dessein, le côté théorique de la question.

En mettant en lumière les résultats d'une expérience de onze années, j'espère vulgariser l'emploi d'un moyen thérapeutique, appelé bien certainement à rendre de grands services, tant en médecine qu'en chirurgie, aussi bien à la station qu'en dehors d'elle, étant donnée la facilité de se procurer à domicile ce médicament, d'un emploi très simple et d'une conservation indéfinie.

Il est indispensable, avant d'entrer au cœur du sujet, que je rappelle brièvement la nature de nos eaux et les indications qu'elles remplissent.

Salins du Jura possède des *eaux de source* et des *eaux mères*.

Les eaux de source, fortement chlorurées et très-bromurées, contiennent, sur 27 grammes de minéralisation par litre : 22 grammes de chlorure de sodium, et 0 gr. 03 cent. de bromure de potassium, sans parler des carbonates et des sulfates calciques ou magnésiens.

Les eaux mères, résidu de l'évaporation des premières, traitées par la chaleur pour l'extraction du sel de cuisine, analogues au Mutter-lauge des eaux allemandes de Kreusnach et de Nauheim, contiennent 2 gr. 84 de bromure, et 168 grammes de chlorure, sur un total de 258 gr. 53 de sels minéraux par litre. Ce n'est donc pas seulement une eau plus dense que la précédente constituée par les mêmes principes combinés dans les mêmes proportions. Le bromure s'y trouve proportionnellement en bien plus grande quantité, et cette quantité l'emporte sur celle des bromures qu'on trouve dans les eaux mères d'Allemagne

En outre, ces bromures sont potassiques à Salins et calciques à Kreusnach et Nauheim.

Enfin, elles ne contiennent que des traces indosables d'iode, ce qui permet leur emploi, sans crainte d'accidents d'iodisme, reproche que j'ai entendu formuler très affirmativement par le D^r Kœchlin, de Mulhouse, qui a observé des faits d'excitation, d'amaigrissement à la suite de saisons à Kreusnach. Il m'a même parlé d'atrophies considérables de la glande mammaire chez des jeunes femmes, qui lui en ont fortement gardé rancune.

Rien de semblable à redouter à Salins ; de plus, l'action résolutive du bromure de potassium est plus puissante que celle des bromures calciques, la chaux favorisant bien moins que la potasse cette action, et l'influence du bromure de potassium sur le système nerveux étant bien plus nette et mieux démontrée.

Cette digression permettra de mieux saisir ce qu'on doit attendre de ces eaux, et fixera davantage les résultats consacrés par l'expérience.

D'une façon générale, les Eaux de Salins, suivant leur mode d'application, répondent aux indications de la médication *reconstituante, résolutive, altérante* et *névrosthénique*. C'est en variant dans les bains de l'eau de la source la quantité d'addition d'eaux mères, qu'on répondra plus particulièrement à l'indication fournie par chaque malade. Mais en dehors de l'indication, il y a une autre raison qui motive des progressions variables dans la minéralisation, c'est la tolérance. Une surveillance assidue permet seule d'obtenir tout ce qu'on est en droit d'attendre ; il y a en effet des signes non équivoques qui préviennent le médecin qu'il faut, soit diminuer, soit cesser un jour ou deux.

Lorsque survient, chez le baigneur, la courbature avec sécheresse à la peau, principalement à la face palmaire des mains, que le pouls est tendu, que l'inappétence s'accentue, il faut diminuer la dose d'eaux mères ; si l'embarras gastrique se prononce, cesser et donner un léger purgatif : dès le lendemain on peut reprendre le traitement, mais avec quelques précations.

Ces phénomènes de saturation sont loin d'être produits chez tous les malades par des doses identiques. La tolérance est très variable, et on ne peut donner ici que quelques règles sommaires. Le plus ordinairement, les individus polysarciques résistent mieux, les strumeux torpides sont dans la même catégorie. Bien au contraire, les malingres, les gens nerveux, ceux qui ont la forme érétique du tempérament lymphatique, sont généralement d'une intolérance, qui exige une prudence plus persévérante. Cette règle, qui n'est pas absolue, s'applique également à l'usage interne de l'eau de Salins ; toutefois il **y a** là une différence à signaler entre la tolérance des eaux mères, et de l'eau de la source.

L'eau de la source, proportionnellement beaucoup plus riche en chlorure, est surtout indiquée dans la médication reconstituante. Elle doit être administrée à doses fractionnées, pendant les périodes de vacuité de l'estomac, deux ou trois fois **par** jour, en commençant par un quart de verre. Mais il est des sujets chez lesquels le contact d'un liquide si riche en chlorure sodique irrite la muqueuse et produit tantôt des crampes, des dilatations gazeuzes, tantôt de la diarrhée, quelquefois des vomissements. Chez ces malades, il faut vite renoncer à l'administration de l'eau de la source par l'estomac. Après quelques jours de repos, on doit essayer l'administration des eaux mères à dose faible, diluées dans de l'eau ordinaire. J'ai l'habitude de commencer par une cuillérée à café dans un demi verre. Généralement, la tolérance est meilleure. Le mode d'emploi des eaux mères, que j'ai d'abord mis en usage pour les cas où l'indication d'une médication altérante, résolutive ou sédative du système nerveux dominait, m'a donné aussi de bons résultats, lorsque je ne pouvais faire supporter l'eau de la source.

Si nous passons actuellement aux *applications topiques* des eaux mères, nous aurons parcouru le cadre que je m'étais proposé, et vous pourrez juger, Messieurs, les services que la thérapeutique en peut tirer.

Le bromure, associé aux chlorures de soude et de potasse, aux carbonates, dans les proportions que vous connaissez, font des eaux mères de Salins un topique énergique, dont l'application quelque peu prolongée sur la peau saine produit de la chaleur, de la rougeur, ce qui explique la dénomination de *compresses échauffantes* qui leur a été donné par les médecins allemands.

Cette action se produit déjà sensiblement dans le bain additionné, mais elle devient tout-à-fait évidente, lorsque le contact de l'eau mère pure est prolongé à l'aide de compresses de linge imbibé. — Il y a là un phénomène de plus que la réaction provoquée par la serviette hydrothérapique : c'est une hyperthermie plus marquée et une suractivité des capillaires superficiels décelée par une rougeur plus intense. Sur les muqueuses, la protection étant moins efficace que sur la peau, en raison de la ténuité de la couche épithéliale, les mêmes effets se produisent avec une énergie plus grande encore. Lorsque les téguments sont dépourvus de leur revêtement, une sensation de cuisson plus ou moins vive s'ajoute aux symptômes précédents. Cette douleur varie suivant l'état des surfaces ulcérées, et force souvent au début à mitiger l'eau-mère avec de l'eau simple ; dans les plaies, qui laissent à découvert le tissu cellulaire, les muscles, les tissus fibreux ou les os, mêmes symptômes d'autant plus douloureux que le réseau nerveux se trouve être plus riche. Les sécrétions purulentes se modifient d'abord, puis le pus, mal lié, de mauvaise nature, fourni par des plaies atoniques, augmente, sa densité devient plus forte, sa couleur change, en un mot il prend l'aspect du pus crémeux, dit de bonne nature. A ce moment, la plaie s'est tuméfiée, elle est d'un rouge plus vif, et l'on voit apparaître des bourgeons charnus qui caractérisent le commencement de l'inflammation réparatrice, à l'aide de laquelle on obtiendra la restauration des tissus et la cicatrisation. Dans les plaies osseuses, des phénomènes analogues ont lieu du côté du périoste, tandis que dans le tissu osseux la nénécrose exfoliante, qui se décèle par l'élimination de ces lamelles si ténues de séquestre, diminue, puis disparaît pour être peu à peu remplacée par la formation de cellules osseuses de nouvelle formation, qui comblent la perte de substance, absolument comme dans la formation du cal des fractures. — La facilité de pouvoir, pour ainsi dire, modérer ou accroître ces phénomènes par des applications d'une durée variable et d'une minéralisation plus ou moins forte, fait, comme on le voit, de ce moyen une ressource incomparable. — J'ai coutume d'appliquer ainsi des compresses imbibées sur les plaies anciennes, et de pratiquer également des injections dans les infractus et dans les trajets fistuleux. — Pour les compresses, je prends d'ordinaire un linge de toile de préférence au coton, en raison de la capillarité du fil, replié en six ou huit doubles, que je trempe dans une cuvette contenant depuis l'eau de la source mitigée jusqu'à l'eau mère pure, suivant les cas ; je l'exprime de façon à empêcher le liquide de couler, et l'applique ainsi, en la recouvrant d'une feuille de taffetas gommé. Lorsque la durée de l'application dépasse vingt minutes, ce qui a lieu le plus souvent, la moyenne de cette durée étant de deux heures environ, une ou deux fois par jour, il faut avoir soin d'imbiber à nouveau la compresse, toutes les demi-heures au moins. On empêche ainsi une élévation trop forte de la température, et l'on remédie aux inconvénients de l'évaporation. Au bout de quelques jours, plus ou moins selon les sujets, on voit quelquefois se produire sur la peau saine, qui circonscrit la plaie, une poussée de plaques érythémateuses et quelques légères pustules. Un badigeonnage à la glycérine en a bien vite raison d'ordinaire, et, si l'éruption persiste, un repos de quelques jours permet de reprendre sans inconvénient.

Dans les trajets fistuleux, les injections doivent être poussées avec assez de force pour que le liquide pénètre bien jusqu'au fond ; lorsque la fistule est d'origine osseuse, cela est surtout important. Mais pour obtenir la cicatrisation, il faut en même temps insister sur la nécessité d'immobiliser la partie malade.

On comprend, en effet, que les adhérences, qui s'établissent entre les parois, n'ayant d'abord qu'une résistance très faible,

les mouvements et les efforts les détruisent et entravent l'oblité-
ration. Bien que je n'aie pas l'intention d'étayer mes dires sur
des preuves cliniques, que cependant je pourrais fournir nombreuses, je ne puis résister au désir de vous citer deux faits, qui
me reviennent en mémoire.

Le premier, très classique, est la cure d'un trajet fistuleux de
9 centimètres, d'origine osseuse. C'était un jeune homme de 14
ans, qui, à la suite d'une chute sur le siège, eut un abcès froid,
puis une fistule avec lésion osseuse de la tubérosité ischiatique,
parfaitement perceptible à l'aide du stylet, qui transmettait très
évidemment la sensation rugueuse qu'on perçoit, lorsque l'os
est dénudé de son périoste. Ce jeune malade m'avait été envoyé
par mon collègue des hôpitaux de Lyon, le Dr Gayet, alors
chirurgien de l'Hôtel-Dieu, dans le but de remonter son orga-
nisme épuisé par une longue suppuration, afin de le mettre dans
de bonnes conditions pour subir ensuite l'opération. J'employai
le procédé que je viens de vous décrire, en insistant sur l'immo-
bilité qu'il ne me fut pas toujours facile d'obtenir, et j'eus la sa-
tisfaction de le renvoyer avec une cicatrisation complète, qui
s'est maintenue depuis, et l'a préservé de l'intervention chirur-
gicale.

L'autre fait que je tiens à vous citer est plus extraordinaire
et mérite bien d'être évoqué. Une enfant de 9 ans reçut en jouant
un violent coup de bâton qui porta sur la clavicule gauche. Une
périostite à marche très lente s'y développa, puis un abcès con-
sidérable qu'il fallut ouvrir. Appelé en consultation par le
Dr Billet, de Lons-le-Saulnier, nous ouvrîmes cet abcès, et la
quantité de pus qui s'écoula fut telle que nous fûmes bien obligé
d'admettre que le pus avait décollé la plèvre pariétale, ce qui
du reste devint évident par l'influence des mouvements respira-
toires sur l'issue du pus. Jusque-là pas de matité et rien à l'aus-
cultation. Mais deux jours après, dyspnée intense, matité

complète, et symptômes de pleuro-pneumonie qui nous fit porter le pronostic le plus grave. En même temps, apparition d'une nouvelle rougeur et d'un gonflement en arrière, entre la huitième et la neuvième côte, puis ouverture spontanée d'un abcès communiquant probablement avec le premier. Respirations à 40 et à 50 à la minute, crachats, de rouillés qu'ils étaient, devenus purulents.

Sur mon conseil, ne sachant trop que faire, nous nous décidâmes à pratiquer de grandes injections d'eau salée, puis d'eaux mères. Nous pûmes ainsi constater facilement que nous avions affaire à un empyème, mais notre étonnement fut grand quand nous vîmes une partie de notre injection sortir par la bouche, et l'enfant accuser très nettement le goût du sel.

Ces injections furent bien supportées et cette enfant est aujourd'hui très bien portante. La respiration est normale et il est impossible de se douter de ce qui s'est passé. Certes si les quelques cures de l'empyème que compte la science ont surtout eu lieu chez les enfants, je crois bien que celle-là diffère des autres, tant par la fistule bronchique que par le traitement qui a donné d'aussi bons résultats. Aussi je n'ai pu résister au désir de vous la faire connaître, autant pour démontrer l'action des eaux mères, que pour fournir une arme de plus dans des cas analogues.

Dans les abcès ganglionnaires, avec ou sans décollement de la peau, les compresses et les injections donnent d'aussi bons résultats ; lorsque les ganglions sont simplement hypertrophiés, les applications contribuent efficacement à la résolution, qu'il s'agisse de ganglions isolés ou en chapelet, qu'ils soient situés à la région cervicale, inguinale ou autre. Ceux du mésentère ou du petit bassin subissent même très évidemment cette influence, qui cependant devrait être plus éloignée en raison de leur profondeur. C'est ainsi que le carreau et les engorgements symptômatiques des affections génito-urinaires sont plus avantageusement modifiés que par l'emploi exclusif du traitement général.

Les dépôts péri-articulaires, les fongosités des tumeurs blanches et les fistules qui les accompagnent bénéficient tout autant de cette médication.

J'ai coutume alors, pour empêcher tout mouvement de l'articulation malade durant la cure, de fabriquer avec de la gutta-percha en feuilles des appareils à deux valves moulées sur le membre, pour le bain comme pour les compresses ; il suffit alors d'enlever la valve supérieure. Ces appareils très simples et peu dispendieux sont très faciles à faire ; on ramollit la gutta-percha à l'aide de l'eau très chaude, et on lui donne la forme en l'appliquant sur le membre augmenté un peu de volume à l'aide de tours de bandes ; on sectionne ensuite avec un scalpel les deux demi-gouttières que l'on tient assemblées dans le jour avec une simple tresse. Ce mode de pansement nous a souvent rendu de grands services et méritait d'être signalé.

Vous parlerai-je encore des hypertrophies chroniques du foie et de la rate, principalement de ces rates énormes produites par la cachexie paludéenne ? Je n'y veux pas insister. Ce qui précède explique assez le parti qu'on en peut tirer, et les bons résultats obtenus.

Mais je ne peux terminer cette lecture, déjà peut-être trop longue, sans parler un peu de ce qu'on obtient par l'emploi des compresses dans les affections du bassin chez les femmes. C'est dans les suites de couches, dans les phlegmons de la fosse iliaque, dans les engorgemenls du ligament large, dans les lymphadénites péri-utérines, dans les stroma que laissent les pelvipéritonites partielles qu'on trouve en ce moyen une ressource supérieure à toute autre. Je ne peux vous apporter ici mes observations, il faudrait toute une clinique ; mais on peut compter sur le bien fondé de mes assertions, dont les preuves seront réunies dans un travail ultérieur.

J'ai voulu ne vous parler qu'en dernier lieu du fibrôme utérin qui devient chaque année plus fréquent à la station. Les services qu'on rend à cette nombreuse catégorie de malades, sont bien faits du reste pour encourager dans cette voie. Lorsque l'on est placé dans des conditions à voir beaucoup de fibrômes utérins, on ne tarde pas à s'apercevoir que la division en extra-utérins, interstitiels et intra-utérins est plus théorique que pratique, la plupart étant interstitiels et intra ou extra-utérins. Une division plus vraie consisterait à en faire deux catégories : la forme sèche et dure, la forme hémorrhagique.

Tous sont amendés par l'usage des eaux de Salins intra et extra. Mais c'est dans la forme hémorrhagique que l'on obtient les plus beaux succès.

Vous n'attendez pas, Messieurs, que je vienne vous dire que l'on guérit ainsi cette affection. Non certes, mais on la modifie assez pour, la plupart du temps, la réduire à une gêne qui devient tolérable.

Effectivement, sous l'influence du traitement général et des compresses, l'anémie profonde qui avait amené des hémorrhagies, disparaît ; la résolution des stromas périphériques de la tumeur, en amoindrissant son volume, fait cesser les symptômes de voisinage, dûs à la pesanteur et à la compression ; la constipation devient moins rebelle ; la miction se fait plus régulièrement, et l'on cesse de voir ces poussées si pénibles de péritonites partielles qui ne sont pas toujours sans dangers.

La période menstruelle qui a lieu durant la cure est ordinairement très sévère, mais celles qui suivent ne prennent plus les proportions d'hémorrhagies avec expulsion de caillots, donnant lieu à des coliques d'autant plus pénibles, que l'élément musculaire est plus noyé dans les mailles du tissu conjonctif de nouvelle formation, et que la contraction utérine s'accomplit moins énergiquement.

J'ai vu bien des fibromes depuis que je suis à Salins, et de l'ensemble de ces faits, je suis arrivé à cette conclusion que toutes les variétés sont plus soulagées par le traitement dont nous parlons, lorsqu'il est dirigé sagement, que par toute autre médication.

Cependant les formes d'hypertrophie utérine, qu'on a coutume de comprendre sous la dénomination de fibrome, sont nombreuses et variées, au point de vue de la densité du tissu, depuis le myxome mollasse, le myôme déjà plus résistant jusqu'au corps fibreux dur ; au point de vue symptomatique, depuis le silencieux, dont les malades ne s'aperçoivent que lorsqu'il est déjà très volumineux, et qui n'amène que de la gêne, jusqu'à celui qui est irritable et donne lieu, à chaque instant, à des poussées inflammatoires, jusqu'à celui enfin qu'on pourrait appeler douloureux, qui s'accompagne de névralgies si persistantes et si pénibles. Tous sont très sérieusement amendés. Celui-là même qui est constitué par une tumeur maligne, semble subir un temps d'arrêt, qui n'est que bien court, car, bientôt après, la dégénérescence prend une marche plus rapide, comme surrexitée par un surcroît de vitalité, et dépasse les ressources de notre art.

Arrivé sommairement à faire passer sous vos yeux, ce que l'on peut tirer de l'emploi des eaux-mères de Salins, je vous prie, Messieurs et honorés confrères, d'expérimenter vous-mêmes et de contrôler ainsi mes assertions.

Permettez-moi, de vous remercier de votre bienveillante attention, trop heureux si j'ai pu être utile, et vous ouvrir quelques aperçus nouveaux, où vous remettre en mémoire l'emploi d'une médication, que l'expérience a rendue si importante à mes yeux.

VICHY. — IMPRIMERIE WALLON.

www.ingramcontent.com/pod-product-compliance
Lightning Source LLC
LaVergne TN
LVHW010243030726
842520LV00007B/2730